Vorwort

Kennt ihr dieses Gefühl; es ist zu kalt, zu nass, zu neblig, die Sonne scheint zu wenig und überhaupt was mache ich eigentlich hier. Ich auf jeden Fall spürte all dies immer wieder in meinem Leben.

Die Schweiz ist ein wunderschönes Land, keine Frage. Aber mein Herz hat immer auch für die südlicheren Regionen geschlagen. Mit 17 Jahren habe ich schon gesagt: Ich werde nicht alt in der Schweiz! Und wie es dann so ist, die Zeit vergeht, man arbeitet, schaut, dass man sich ab und zu schöne Ferien gönnt und lebt das Leben so dahin.

In diesem Buch nehme ich euch mit auf mein Abenteuer «Auswandern». Das heisst konkret, plötzlich erinnerte ich mich an meinem 42. Geburtstag, da war doch noch was mit in der Wärme leben wollen und der Aussage: «Ich werde nicht alt in der Schweiz.»

Ab wann ist man alt? Bin ich alt mit 42 Jahren? Möchte ich warten bis ich pensioniert bin und dann noch auswandern? Viele Fragen und erste Schritte in Richtung im Ausland leben. Oder zumindest mal den Versuch wagen, Vorbereitungen treffen und einfach mal ab durch die Mitte.

Komm mit auf die Reise. Bereits am Anfang ist es eine Achterbahnfahrt. Aber ich bin so was von «Ready» es zu wagen.

321, los geht's!

PS: Bist du neugierig? Folge mir doch auf meinem **YouTube Kanal** 😊

Inhaltsverzeichnis

Eine kurze Übersicht wie alles begann

Bereits mit 17 Jahren wusste ich, dass die Schweiz nicht für immer meine Heimat bleiben wird. Mit 19 Jahren brachte mich meine erste längere Reise für 4.5 Monate nach Südamerika. Ich besuchte einen Spanisch Anfängerkurs in der Schweiz, damit ich nicht ganz auf dem Schlauch stand, wenn ich dort ankam. Ich mag Fremdsprachen und es fällt mir eher leicht, die Grundlagen von einer Sprache zu lernen.

Und ab ging es nach Bolivien, wo ich dann auch die meiste Zeit verbrachte. Einen Abstecher nach Peru, kurz nach Chile und nach Brasilien in einer Nacht- und Nebelaktion nur um den «Stempel» zu kriegen. Es ist Gott sei Dank alles gut gegangen.

Aber wenn jemand, den du kennst zu dir sagt: «Wenn irgendetwas passiert, rennst du einfach los und schaust nicht nach hinten», ist das nicht unbedingt ein angenehmes Gefühl. Vor allem in einem fremden Land mit einer fremden Sprache. Früher lies ich mich noch auf solche Abenteuer ein, um einen schön farbigen Pass zu bekommen.

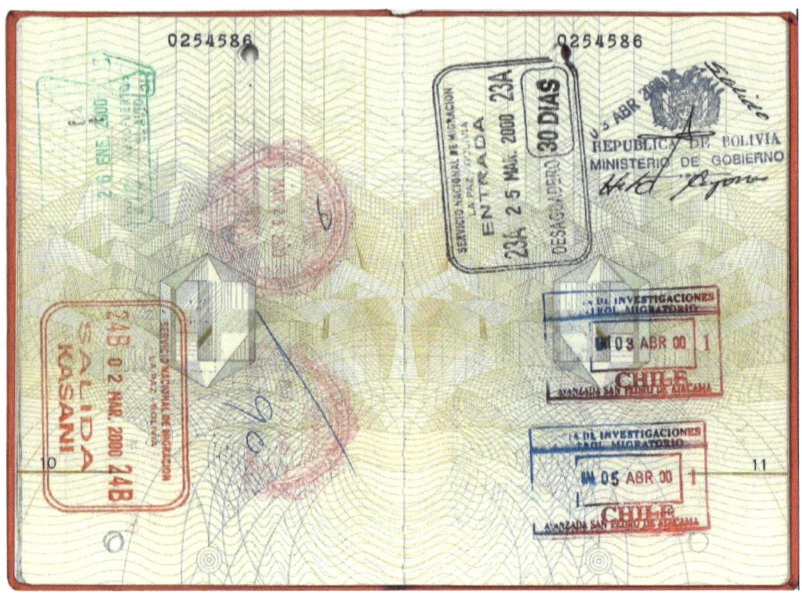

Anschliessend war ich noch in Neuseeland und in Kalifornien. Ich war immer extrem traurig, wenn ich wieder nach Hause fliegen musste. Aber leider hat sich nie etwas ergeben, sodass ich bleiben konnte.

Als ich bei meinem Vater ausgezogen war, musste ich auf längere Reisen verzichten. Eine eigene Wohnung ist schön, aber ich hatte dann doch deutlich mehr Ausgaben.

Tja und dann kam der Alltag. Arbeiten und kürzere Ferien, und mein Herzenswunsch blieb komplett auf der Strecke. Wie schnell die Zeit doch vergeht, krass, wenn ich zurückschaue. Aber ich muss sagen, dass ich nichts bereue. Mein Lebenslauf gefällt nicht jedem, aber ich bin für jede Erfahrung dankbar, die ich machen durfte. Eigentlich sollte auch jeder Arbeitgeber froh sein, dass man sich in jungen Jahren etwas von der Welt angeschaut hat.

Oh, jetzt kommt mir gerade in den Sinn, dass ich in Neuseeland einen 60-jährigen Backpacker kennengelernt habe. Der hat das Reisen so genossen. Ich muss dazu sagen, dass er auch noch fit war. In diesem Alter macht das längst nicht mehr jeder. Wer weiss, ob ich dies in 20 Jahren noch wagen würde? Und dann wie gesagt in einem Backpacker, also Massenschlag, nix mit Einzelzimmer. Aber ich glaube, genau das hat er auch genossen. Unter jungen Leuten sein, die seine Leidenschaft teilen. Am Abend zusammen ein Bierchen trinken, von Erlebtem erzählen oder von kommenden Plänen. Sich gegenseitig inspirieren.

Das liebte ich am meisten am Backpackerleben. Ich schmiedete Pläne, dann lerne ich jemanden kennen, der mir einen Tipp gab, und plötzlich warf ich meine Pläne über den Haufen und ging in die genau andere Richtung. Ich weiss, dies ist nicht jedermanns Sache, kein Müssen, vielmehr ein Können. Auf längeren Reisen war ich nie allein unterwegs, ausser ich wollte es. Wer offen ist findet schnell nette Leute, die einem begleiten, wenn auch nur für eine Teilstrecke.

Als mein Vater 2016 überraschend starb, sah ich nur einen Ausweg: Ich musste weg, am liebsten weit weg! Ich fühlte mich, als ob ich nicht mehr genügend Luft zum Atmen bekomme, eingeengt und ich wollte nie wieder Schuhe tragen müssen!

Ich wünschte mir eine komplette Veränderung. Gleichzeitig hat sich meine Band, in der ich gesungen habe, aufgelöst und ich konnte meinen Job einfach nicht mehr wie gewohnt ausführen. Ich fühlte mich nirgends mehr zuhause. Also konnte ich doch gleich das Land verlassen, die Füsse irgendwo in den Sand stecken und ganz neu anfangen. Mir war alles zu viel und ich sehnte mich nach weniger Regeln, weniger Luxus und mehr Leben. Ich funktionierte nicht mehr, mein Gerüst war zusammengebrochen und ich war völlig am Ende.

Das war eine neue Erfahrung für mich. Ich sah keine Hoffnung mehr. Ich muss dazu sagen, dass mein Vater eine sehr wichtige Rolle in meinem Leben gespielt hat, und mich sein Tod total überfordert hat. Natürlich hätte auch eine Auswanderung eine anständige Vorbereitung gebraucht, aber ich war einfach zu nichts mehr im Stande. Ich sah nicht mehr viele Möglichkeiten wie mein Leben weiterlaufen sollte. Also entschied ich mich, mir Hilfe zu holen. Interessanterweise hatte ich das Gefühl, dass ich meine erste Therapeutin überforderte, was nicht wirklich hilfreich war. Gott sei Dank habe ich dann einen Ort für mich wiederentdeckt, der mir nicht unbekannt war. Die Casa Immanuel in Castrisch bot mir für den Moment ein neues Zuhause, einen Ort, um durchatmen zu können und einfach «zu sein». Ich bin mir nicht sicher, was auch mir geworden wäre, hätte ich diesen Ort nicht wieder entdeckt. Hinter den Bergen bei den sieben Zwergen, wie ich gerne sage. Aber genau der richtige Ort, um zurück ins Leben zu finden.

Ich besuchte schlussendlich ein Jahr lang eine WG-Lebensschule. Wie es das Wort schon vermuten lässt, eine sehr intensive Zeit. Ich habe sehr viel investiert, in verschiedener Hinsicht. Aber nie zuvor habe ich Zeit und Geld besser in mein Leben hineingesteckt als dort. Anschliessend fühlte ich mich mehr oder weniger wieder fit fürs Leben. Am wichtigsten für mich war, dass ich wieder Hoffnung im Herzen trug, dass alles wieder gut wird. Auch habe ich gemerkt, dass mein Wunsch auszuwandern wohl mehr eine Flucht war als mein Herzensanliegen. Ich bin froh, durfte ich so viele Dinge lernen während dieser Zeit. Ich stehe heute definitiv fester mit beiden Beinen im Leben. Ich denke, das ist auch für eine Auswanderung eine bessere Ausgangsposition.

Hier ein Bild nach meiner Krise. Das erste Foto auf dem meine Augen wieder mit Leben gefüllt sind. Was für ein Geschenk. Auch interessant finde ich, dass ich «nur» Co-Pilotin war.

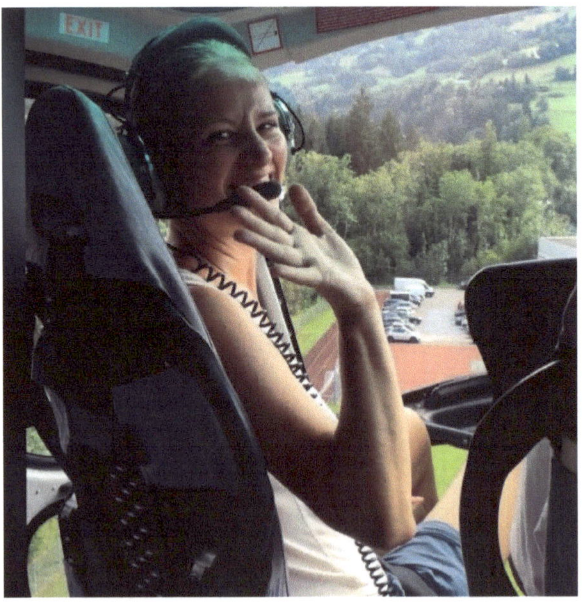

Link; <u>Stiftung Casa Immanuel</u>

Der Weckruf

2021 hat mir ein Freund geraten, mir einen Buchhaltungsjob zu suchen, welchen ich später auch im Homeoffice ausüben kann. Sprich, dann irgendwann auch im Ausland.

Ich fand diese Idee spannend und habe in den kommenden Wochen auch eine Weile Ausschau danach gehalten. Aber leider liegen solche Jobangebote nicht auf der Strasse rum. Zudem liegen meine Zeiten, als ich in der Buchhaltung gearbeitet habe, schon mehrere Jahre zurück. Ich habe das also relativ rasch wieder aufgegeben.

An meinem Geburtstag im Januar 2022 kam ein Bekannter überraschend zu Besuch. Ich hörte zufällig, wie er meiner Freundin erzählte, dass er ein Grundstück gekauft hat in Ecuador. Er ist dort geboren und lebt seit mehr als 10 Jahren in der Schweiz. Das machte mich hellhörig und was soll ich sagen, wir haben die ganze Nacht geredet und uns YouTube Videos angeschaut über Auswandern. In dieser Nacht ist mein «altes» Projekt vom Auswandern wieder total aufgeblüht in mir.

So bin ich auch auf Rudi gestossen, aber zu ihm erzähle ich später noch mehr. Ich war wie von der Biene gestochen und schlief nur etwa 15 Minuten diese Nacht. Erstaunlicherweise war ich trotzdem sehr fit am nächsten Tag. Ich plante eine kleine Auszeit im Tessin. Ganz allein in einer süssen Wohnung mit einem Gemeinschaftspool. Ich war sehr faul im November und im Dezember und sehnte mich sehr danach, mich zu bewegen. Da ich es liebe zu schwimmen, suchte ich mir eine Wohnung, die einen Pool hatte. Ich stand am Morgen auf und ging eine Runde schwimmen, es war herrlich. Ich bin wieder etwas zur Ruhe gekommen, nach einem eher emotional strengen Herbst und Winter. Ich bin halt auch ein Sommerkind, was soll ich sagen. Die Sonne, die Sprache und die doch schon etwas andere Mentalität im Tessin halfen natürlich dabei. Ich befand mich im Ferienmodus und konnte wieder etwas runterfahren.

Erste Schritte und erste Rückschläge

●————————————————●

Zurück aus meinem Kurztrip musste ich wieder zur Arbeit. Aber trotz des Alltags ging mir die ganze Geschichte nicht mehr aus dem Kopf und ich entschied mich mein: *Ich werde nicht alt in der Schweiz,* nochmals genauer zu prüfen.

Ich entschied mich mutig zu sein und dieses Thema 2022 und 2023 ein für alle Mal in Angriff zu nehmen. Warum immer aufschieben? Zuwarten, Jahr um Jahr, nur um festzustellen: Jetzt muss ich es auch nicht mehr machen. Das wollte ich nicht. Also war **JETZT** der Zeitpunkt. Ich entschied mich wieder, und diesmal intensiver, nach Teilzeitjobs Ausschau zu halten, um dann im Homeoffice arbeiten zu können. Und wie das Leben manchmal so spielt, habe ich gleich zwei passende Jobs gefunden.

Zuerst dachte ich, ich rufe an und erzähle von meinem Plan. Ich entschied mich letztendlich doch dagegen und habe meine Bewerbungsunterlagen geschickt, mit dem Vermerk im Motivationsschreiben, dass mich die Möglichkeit, die Tätigkeit im Homeoffice auszuführen, sehr angesprochen hat. Innerhalb von wenigen Tagen bekam ich auch bereits einen Rückruf und bekam einen Termin für ein Vorstellungsgespräch. Dort habe ich natürlich sofort von meiner Idee erzählt, dass ich den Job gerne vom Ausland aus erledigen möchte. Der Geschäftsinhaber war begeistert und meinte noch; da würde er am liebsten gleich selber mitkommen.

Wir verstanden uns gut und die Arbeit ging mir leicht von der Hand. Der Inhaber besitzt drei Firmen, darunter auch ein Restaurant, welches er wiedereröffnen wollte, nach dem Lockdown wegen Covid. Für mich war klar, solange ich in der Schweiz bin, helfe ich mit, wo es mich braucht. Es war in einem familiären Rahmen und ich fühlte mich vom ersten Tag an wohl. Im Restaurant stand der Aushilfekoch am Herd und mit ihm sollte ich später an einigen Abenden zusammenarbeiten. Also ihn unterstützen. Ich muss gestehen, dass ich keine grossen Erfahrungen habe in der Gastronomie, aber der Koch war mir sofort sehr sympathisch und er war auch sehr geduldig. Die Art und Weise wie er gekocht hat, hat mich absolut fasziniert. Regional, saisonal und Food Waste gab es bei ihm nicht. Genau so stelle ich mir Kochen vor. Und dann noch auf einem Level, das meiner Meinung nach Sterne verdient.

Hier zwei Fotos, mit Gerichten, die zeigen, wovon ich erzähle:

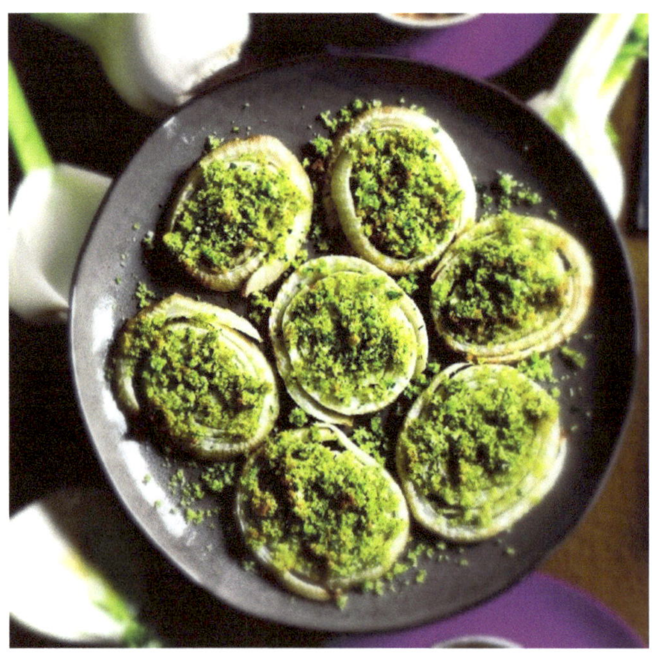

Gebackener Fenchel mit Kräuter- und Mandelbrot

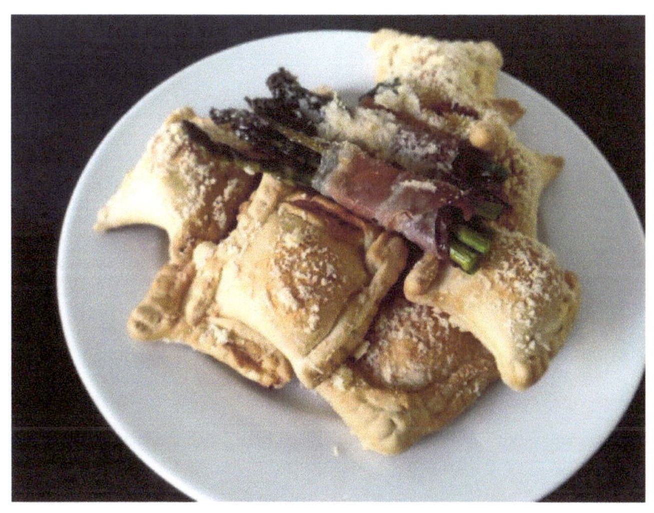

Oder Ravioli mit Artischockenfüllung und Spargeln

Als er mir dann noch verraten hat, dass er kein ausgebildeter Koch ist, aber aus Leidenschaft Gerichte zubereitete, konnte ich es fast nicht glauben. Aber ja, er ist gross geworden mit La Mamma und La Nonna in der Küche. Hammer! Eine Freude für den Gaumen und fürs Auge! Jedenfalls habe ich dann dort recht schnell angefangen mitzuhelfen. Das alles neben meiner 70 Prozent Anstellung, die ich natürlich auch nicht vernachlässigen wollte. Meine Überlegung war, ich habe ja Zeit und das Geld kann ich gut gebrauchen. Geplant war eine Anstellung für ca. 30 Prozent. Da ich aber gleichzeitig auch den Onlinemarketingkurs von Rudi angefangen hatte, merkte ich bereits nach kurzer Zeit, dass ich langsam an meine Grenzen kam. Ich bin von 70 Prozent arbeiten auf 120 Prozent geklettert.

Kurzum, nach einem 14 Stundentag kam ich nach Hause und habe meinen Hausschlüssel nicht mehr gefunden. Mein erster Gedanke war noch, vielleicht hast du ihn an der Türe stecken lassen. Aber so etwas passiert mir doch nicht, oder? Also habe ich diesen Gedanken schnell wieder über Bord geworfen. Ich muss dazu sagen, dass ich doch recht sorgsam umgehe mit meinen Dingen und nicht dazu neige, komische Aktionen wie Schlüssel stecken lassen, praktiziere. Glücklicherweise hatte ein Freund noch einen Ersatzschlüssel, welchen in dann um 23.00 Uhr am Abend abholen konnte. Ich war total erledigt, als ich dann endlich zuhause war. Oh, ich hatte fast vergessen zu erwähnen, dass es natürlich noch angefangen hat zu regnen. Und was habe ich an meiner Wohnungstür gefunden? Erraten? Meinen Schlüssel!

Das war der Zeitpunkt als ich zugeben musste, dass mir alles zu viel wurde. Ich fing an, die ganze Situation zu hinterfragen. Wenn es solch ein Kampf ist, ist es wirklich der richtige Weg?! Zudem bin ich mit Gott unterwegs, ich wollte ihm auch Platz geben, mir meinen Weg zeigen zu können. Ich musste wieder loslassen und vertrauen. Mein neuer Arbeitgeber änderte auch seine Meinung und meinte, es wäre doch ganz gut, wenn ich vier bis fünf Mal im Jahr in die Schweiz reisen könnte. Diese Bedingung passte irgendwie auch nicht in meine Pläne. Schliesslich wollte ich möglichst wenig arbeiten, und diese Reisekosten hätten mein Budget deutlich gesprengt. Also entschied ich mich, den Job wieder zu künden und nach einem Passenderem Ausschau zu halten.

Doch besser im sicheren Zuhause bleiben?

——————◆——————

Ich war müde und muss gestehen, dass es mich doch viel Kraft gekostet hat, den Job wieder loszulassen. War es doch auf den ersten Blick mein Ticket ins Ausland. Hinzu kam, dass, je länger ich mich mit dem Thema beschäftigte, mir klar wurde, dass es nicht einfach nur eine perfekte Lösung gibt für meinen Herzenswunsch. Das liebe Geld ist ein grosses Thema, wenn es darum geht, solch eine Veränderung zu wagen. Ebenso kamen gleichzeitig Gefühle hoch, sehr viel zurücklassen zu müssen. Liebe Menschen, liebgewonnene und bekannte Orte, die Sicherheit klarzukommen, auch alleine im Notfall. Ich weiss, wie die Dinge hier laufen, auch wenn mir nicht alles passt.

Doch besser im sicheren Zuhause bleiben? Ein paar Tage später war meine Antwort klar: Nö, so einfach gebe ich nicht auf! Das Schlimmste, was mir passieren kann ist, dass ich zurückkomme mit etwas weniger Geld auf dem Konto, dafür sicher um ein paar Erfahrungen reicher.

Bin ich nativ? Vielleicht bin ich das wirklich. Ich weiss, wenn ich in meine Vergangenheit schaue, dass ich wichtige Erfahrungen verpasst hätte, wenn ich von Anfang an immer alles bis zum Ende durchgeplant hätte. Ich finde immer einen Grund, der dagegenspricht, wenn ich aus der Reihe tanzen möchte.

Und was soll ich sagen, ich liebe tanzen!

Was ich ebenfalls liebe, ist es zu kochen und zu backen. Hier ein kleiner Einschub, wie ich mich verwöhne, wenn ich einen Energieschub brauche.

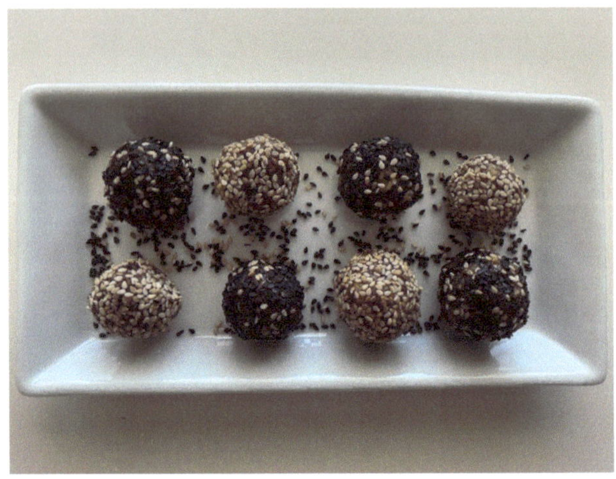

Energiekugeln:

Rezept:

12 Datteln

1 Tasse Baumnüsse

Weisser und schwarzer Sesam

Die Zubereitung ist ganz einfach. Die Datteln für 10 Minuten ins warme Wasser legen. Dann die Datteln mit den Nüssen in den Mixer. Und voilà, schon hat man die fertige Masse. Jetzt noch Kugeln formen und mit dem gewünschten Mantel (in meinem Fall Sesam) umhüllen. Schmeckt wirklich super lecker!

Wenn du interessiert bist an veganer Ernährung, ich habe einen Ratgeber zusammengestellt, der dir helfen kann, deine Ernährung gesund umzustellen. Ebenfalls findest du dort fünf superschnelle Rezepte für vegane Snacks.

Oder folge mir auf Pinterest, dort habe ich auch jede Menge Rezepte 😊

Pinterest

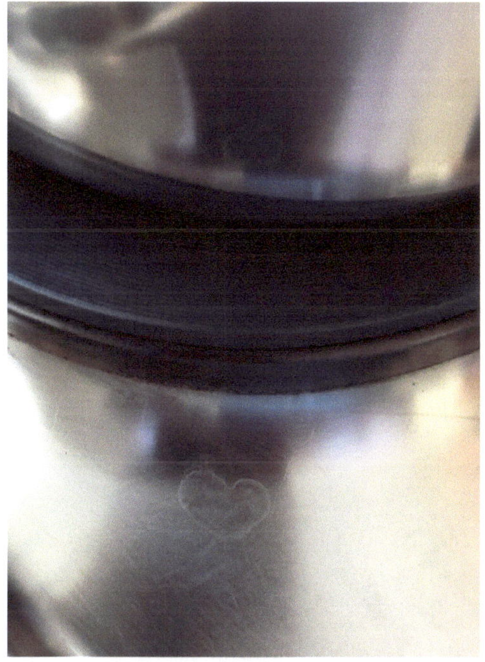

Grosses in Kleinem sehen

Und weiter geht's im Plan

Das Spiel fing wieder von vorne an. In dieser Zeit hatte ich auch immer mehr den Wunsch, meinen 70 Prozent Job zu künden. Ich habe die Situation mit meinem Chef besprochen und wir haben uns darauf geeinigt, dass ich die Firma per Ende Juni 2022 verlassen werde. Am gleichen Tag, als ich mich entschied, die Firma zu verlassen, erhielt ich eine Rückmeldung von einem Job, für den ich mich beworben hatte. (Kleiner Einschub: Es gibt doch so ein Sprichwort; man muss etwas loslassen, um Neues finden zu können.) Wir haben zweimal telefoniert und dann ging es ab zum Vorstellungsgespräch. Natürlich habe ich wieder von Anfang an gesagt, was meine Idee ist und sie waren bereit, sich auf die doch etwas ungewöhnliche Situation einzulassen. Ich kann jetzt noch nicht sagen, wie es herauskommen wird, aber ich gehe wie geplant mutig meinen Weg weiter.

Ich bin auch sehr froh, dass ich mit Rudi ein zweites Standbein am Aufbauen bin. Kommen wir nun endlich zu Rudi und zu seinem Workshop, mit dem Thema Online Marketing. Wie bereits erwähnt, war es mir wichtig, auch in finanzieller Hinsicht, nicht ganz unvorbereitet in das Abenteuer zu starten. Ich habe Rudi über YouTube **kennengelernt. In diesem Video erklärte er kurz und knackig, dass es möglich ist, Geld mit passivem Einkommen zu erzielen.** Diese Möglichkeit ging mir nicht mehr aus dem Kopf. Ich konnte mir ehrlich gesagt nicht genau vorstellen, was mich in diesem Kurs erwartet, trotzdem «musste» ich ihn anschreiben. Schliesslich lautet das Motto; mutig sein! Ich meldete mich bei ihm und es dauerte nicht lange, bis Rudi mir antwortete. Wir tauschten uns in einem kurzen Zoomcall aus und ich war bereit, den Kurs zu starten. Obwohl ich immer noch nicht genau wusste, was auf mich zukam, aber der Deal klang zu verlockend in meiner Situation. Was hatte ich zu verlieren? Ich hatte ja Zeit, da ich zu dieser Zeit nur die 70 Prozent arbeitete. Der Buchhaltungsjob kam etwa einen Monat später hinzu. Mittlerweilen läuft der Kurs bereits einige Wochen und ich musste feststellen, dass mir die Zeit im Moment doch fehlt, um richtig Gas zu geben. Natürlich muss man aktiv werden, bevor man mit so etwas Geld verdienen kann. Rudi bietet verschiedene Kurse an. Sollte ich dich neugierig gemacht haben, schnuppere mal auf seiner Homepage, vielleicht findest du auch etwas Interessantes für dich. Mittlerweilen ist er mein Mentor geworden und hat mich echt schon ein paar Mal aus einem Motivationstief geholt.

Link; **RUDI**

Wohin soll die Reise gehen?

Ich war bereits einmal in Südamerika. Mir gefällt die Sprache und ich habe mich immer sehr wohl gefühlt in den bereits bereisten Ländern. Klar, es ist anders als die Schweiz, aber am Ende suche ich das ja. Etwas weniger Luxus dafür etwas mehr Herz. Auch habe ich keine schlechte Erfahrung gemacht in jeglicher Hinsicht.

Ehrlich gesagt, kann ich es gar nicht richtig erklären, aber seit Jahren habe ich den Wunsch im Herzen, einmal nach Costa Rica zu reisen. Leider hat es bisher nicht geklappt. Die letzte Gelegenheit war im Dezember 2021. Ich hatte einen Monat Ferien, unser Büro war über die Feiertage zwei Wochen geschlossen und ich konnte noch Ferien beziehen. Trotz dieser spontanen Idee hatte ich sogar eine Reisepartnerin gefunden. Naja, als es dann hiess, dass Costa Rica die 1 G Regelung (wegen Corona) eingeführt hatte, war der Zug abgefahren für mich. Doch der Wunsch, nach Costa Rica zu reisen, blieb. Etwa zwei Monate nach meinem Geburtstag rief mich mein Kollege, der das Grundstück in Ecuador gekauft hatte, wieder an. Wir redeten eine Weile und plötzlich sagte er, er sei bei seinem Freund, der aus Costa Rica stammt. Dieser könne mir vielleicht helfen bei meinen Auswanderungsplänen. Ich war natürlich positiv überrascht und wir tauschten gleich die Telefonnummern aus. Er heisst Robert und ist seit fünf Jahren in der Schweiz. Im Winter ist er immer vier bis fünf Monate in Costa Rica. Er ist Reiseleiter dort, hier seine Homepage: Travel & Birding Costa Rica

Ich hatte also erste Anhaltspunkte in Costa Rica und irgendwie das Gefühl, dass meine Idee langsam aber sicher Gestalt annahm. Robert und ich haben uns auch bereits einmal getroffen und wir redeten über meinen und seinen Plan. Wir wollten beide etwas im Tourismusbereich machen.

Ich träumte immer schon von einem kleinen Backpacker, einfach aber mit viel Herz ausgefüllt. Mit einem grossen Garten, ein paar Hühnern und einem Hund. Am liebsten noch ein Pferd, oder gleich mehrere mit denen ich Ausflüge anbieten kann. Ich habe zu Beginn des Jahres noch angefangen selber Seife herzustellen und weitere Produkte sollen folgen. Wenn ich also so ganz meine Träume umsetzen könnte, wäre das der absolute Hammer. Ich liebe es auch zu backen und zu kochen. Ich könnte meine Gäste also auch kulinarisch ein wenig verwöhnen. Gehört ja schliesslich auch dazu. Vom Garten direkt auf den Tisch. Alles biologisch, regional und mit Liebe zubereitet. Ich habe ja ein wenig Erfahrung mit dem Rucksack zu reisen und weiss, dass Orte, wo man sich gleich zuhause fühlt im Ausland, ein Geheimtipp sind.

Ich kann mich bis heute an einen Backpacker in Neuseeland erinnern. Ich kam rein und fühlte mich an diesen Orten gleich total wohl. Ich kann nicht genau beschreiben, woran es lag, aber ich kann mich mehr als 20 Jahre später noch daran erinnern.

Für mich war aber von Anfang an klar, dass ich, bevor ich irgendetwas Fixes plane, einmal meinen Fuss auf costa-ricanischen Boden gestellt haben möchte. Ich bin abenteuerlustig, aber nicht verrückt. Ich weiss ja nicht einmal, wie ich das anstellen soll mit dem Visum.

Ich habe mich in verschiedenen Chats auf Telegram eingeloggt und so auch echt gute und vor allem aktuelle Informationen erhalten. Ich habe herausgefunden, dass verschiedene Gemeinschaften am Entstehen sind. Ein paar hörten sich echt cool an. Ich musste mich dann aber doch ein wenig rausnehmen aus einzelnen Chats, weil ich merkte, dass ich ein wenig überfordert war mit all den Infos. Ich wusste ja auch noch nicht einmal genau, wann ich nach Costa Rica fliegen werde. Ich schaltete also alle Chats auf stumm und habe nur ab und zu reingeschaut, ob es etwas Interessantes für mich drin hatte.

Es frustrierte mich teilweise, weil ich das Gefühl hatte, dass es hauptsächlich um Geld geht, also um Beträge, die ich schlicht und einfach nicht habe. Aber einmal mehr, ich lasse mich nicht von meinem Plan abhalten. Nächster Schritt: Ich muss planen wann ich fliegen kann und ein Ticket buchen. Im Idealfall noch jemanden finden, der meine Wohnung mietet während meiner Abwesenheit. Was nicht ganz einfach ist, weil es doch ein wenig kurzfristig ist und ich auch nicht jeden in meinem Bett schlafen lassen möchte. Aber auch hier, loslassen und sich beschenken lassen. Ob mein Plan aufgeht?

Einreisebestimmungen

Ein paar Fakten zu Costa Rica, auch die Schweiz Lateinamerikas genannt. Was jetzt vielleicht ein wenig merkwürdig klingt, weil ich ja von der Schweiz wegwill. Aber wie es so schön heisst, same same but different. Das Land hat gut 5 Millionen Einwohner, Stand 2022. Es ist ein Staat in Zentralamerika, im Norden grenzt es an Nicaragua und im Süden an Panama. Im Osten ist das Land durch die Karibik und im Westen durch den Pazifik begrenzt. Es gilt als eines der Fortschrittlichsten Länder Lateinamerikas. Die Amtssprache ist Spanisch.

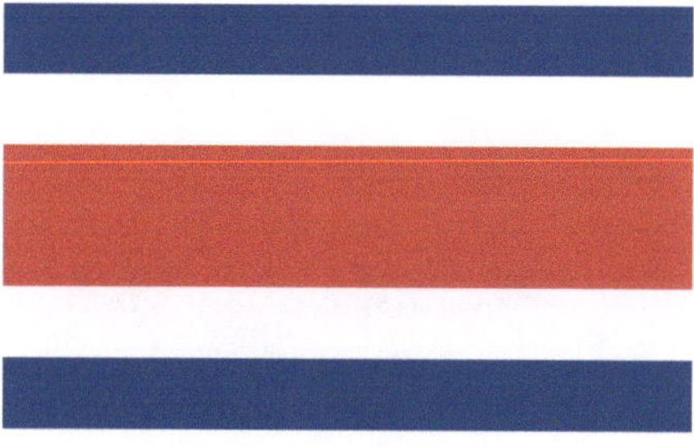

Die Flagge:

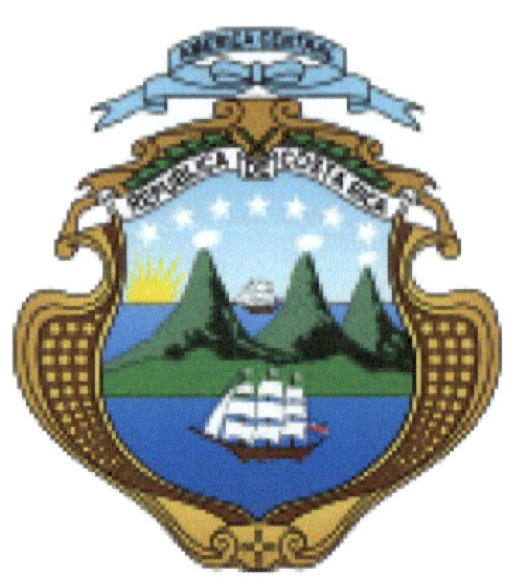

Das Wappen:

Träumen ist schön, aber realistisch bin ich dann eben doch auch. Wofür meine Mutter dankbar ist. Ihr kennt ja die Mütter und ihre Sorgen um ihre Kinder.

Es gibt verschiedene Möglichkeiten, eine Aufenthaltsbewilligung zu erhalten. Die einfachste ist, viel Geld zu investieren, was ich aber leider nicht habe. Was ich bis jetzt herausgefunden habe, sind folgende Möglichkeiten, Stand Mai 2022. Man kann $ 150'000.00 investieren, oder eine Einmalanlage in Costa Rica mit $ 60'000.00 bei einer Bank tätigen. Diese setzt dann monatlich $ 2'500.00 frei. Dies ist leider eher kostspielig, da dies natürlich mit Kosten seitens der Bank verbunden ist. Dann gibt es noch die Möglichkeit, dass die eigene Bank ein Schreiben aufsetzt, das garantiert, dass während den nächsten zwei Jahren ein monatliches Einkommen von $ 2'500.00 bestätigt. Sei das von Mieteinnahmen, Zinsen oder dass ein gewisses Gesamtvermögen vorhanden ist. Neu gibt es noch eine Möglichkeit, eine Aufenthaltsbewilligung für erstmal ein Jahr zu erhalten, wenn man im Home-Office arbeitet. Welches dann für ein zweites Jahr verlängerbar ist.

Genau dies habe ich vor. Ich müsste aber mindestens $ 3'000.00 pro Monat verdienen, was nicht der Fall sein wird bei mir. Gibt es also keine Lösung für mich? Egal, mein Bauch sagt mir, ich soll nach Costa Rica gehen. Ich bin überzeugt, sollte es sein, dass ich dortbleibe, wird sich eine Tür öffnen. Aber für 90 Tage kann ich schon einmal ohne Problem das Land bereisen und kennenlernen. Ein Rückflugticket muss ich bei der Einreise, zum jetzigen Zeitpunkt, vorweisen und natürlich einen gültigen Pass, der noch mindestens 30 Tage gültig ist bei der Einreise.

Was für mich auch etwas ungewöhnlich zu lesen war ist, dass Costa Rica eine Hauptwährung hat, nämlich Costa-Rica-Colón (Colónes genannt). Aber anscheinend kann fast überall auch mit US-Dollar bezahlt werden. Wohl deshalb auch oft die Angabe in US-Dollar.

Ich weiss von zwei Leuten, denen es überhaupt nicht gefallen hat in Costa Rica und die wollen nur noch weg von dort. Ich muss aber auch gestehen, dass ich eher von Leuten höre, die dort nicht mehr wegwollen. Zu welcher der beiden Gruppen werde ich gehören?

Ok, zurück zu Costa Rica. Was natürlich auch dazu gehört, ist, ein Flug zu buchen. Ich weiss, ich bin etwas spät dran. Aber dieses Thema ist immer ein wenig schwierig für mich. Meine letzten Ferien habe ich am Donnerstag gebucht und am Samstag bin ich geflogen. Ok, es war nicht ganz so weit weg und nicht ganz so lange, aber irgendwie bevorzuge ich kurzfristige Entscheidungen. Was mir hier wahrscheinlich etwas zum Nachteil wird, da die Flüge ja bekanntlich nicht unbedingt günstiger werden.

Auf folgendem Link findest du auch viele hilfreiche Informationen: <u>Auswandern und Reisen mit Tropenwanderer</u>

Auch diese Seite kann ich empfehlen zu studieren: <u>Angebot - Soliswiss</u>

Wie fest soll ich mich auf ein Land fixieren?

Ich kann natürlich nur für mich sprechen und muss gestehen, dass ich am Anfang sehr auf Costa Rica fixiert war. Mittlerweilen sieht das aber ein wenig anders aus. Durch erste Informationen, welche ich gesammelt habe, wurde mir relativ rasch klar, dass es gar nicht so einfach ist, nach Costa Rica auszuwandern. Dafür sind ja Recherchen auch da.

Ehrlich gesagt, habe ich auch dann noch Panama ein wenig ins Visier genommen. Panama ist grösser als Costa Rica, hat aber weniger Einwohner. Sollte ich meinen jetzigen Plan umsetzen können und im Winter nochmals nach Mittelamerika reisen, würde ich länger als drei Monate dortbleiben. Aber dann halt eben nicht nur in Costa Rica, sondern auch noch andere Länder bereisen. Panama bietet sich da natürlich sehr an, weil es ein Nachbarland ist.

Auch hier habe ich mich wieder in verschiedene Chats eingeloggt bei Telegram und ein paar Tipps erhalten. Leider auch ein paar nicht so schöne Infos. Diese möchte ich hier aber nicht gross aufführen, da ich nicht weiss, was stimmt und was nicht. Auf jeden Fall würde es mich nicht davon abhalten, das Land auf eigene Faust zu erkunden.

Nicaragua steht ebenfalls irgendwo auf der Liste bei mir. Es muss wunderschön sein dort. Und vielleicht gibt's dann mal noch einen

Abstecher nach Mexico und Argentinien. Auch wenn Argentinien wohl eher einfach wäre, um Rudi einmal zu besuchen und persönlich kennenzulernen.

Das Thema Internet habe ich noch nicht ganz klären können. Da ich ja online arbeiten werde, muss ich auch einen guten Internetzugang haben. Dies wird nicht immer der Fall sein müssen, aber grundsätzlich brauche ich das. Ich habe bisher von zwei verschiedenen Varianten gehört. Die wohl beste ist auch die teuerste. Ca. $ 1'000.00, dies ist für meinen zweimonatigen Aufenthalt aber noch keine Option. Ich denke es ist gut, wenn ich einen ersten Plan habe und trotzdem flexibel bleibe.

Letztendlich muss ich mir überlegen was möchte ich? Was brauche ich? Ich versuch auf jeden Fall mein Glück.

Plan B

Mein Plan B sieht so aus, dass ich es jetzt einfach mal wage und mich überraschen lasse, wie es kommt. Klar, sollte es überhaupt nicht klappen, geht es wieder zurück nach Hause, Job suchen und weiter geht's. Aber das bestimmt nicht nach dem ersten Rückfall, dann hätte ich ja bereits schon wieder aufgeben können. Sprich, ich fliege mit einer gewissen Naivität nach Costa Rica, aber auch nicht ganz planlos. Ich versuche mein Glück, einmal, zweimal, dreimal.. Keine Ahnung wie oft, aber ich werde es nicht auf Biegen und Brechen versuchen. Vielleicht merke ich selbst, dass es nicht das ist, was ich mir gewünscht habe. Vielleicht wird es dann doch Europa sein, vielleicht sogar wieder die Schweiz, wer weiss. Im Moment denke ich noch nicht an Plan B, ich weiss einfach, dass es einen gibt. Das ist schon mal beruhigend, finde ich.

Sprache und Mentalität

Für mich war es immer klar, dass ich mich mit der Sprache des Landes, welches ich bereise, beschäftige. Ich wollte mich nicht immer mit Englisch durchschlagen. Was ja auch längst nicht überall möglich ist. Für mich hat es auch etwas mit Anstand zu tun, wenn man wenigstens die einfachsten Wörter kennt. Die Einheimischen hatten auch immer Freude, wenn ich es wenigstens versucht habe. Ich muss wohl betonen, dass ich Fremdsprachen sehr mag, es mir doch eher leichtfällt und es mir Spass macht, diese zu lernen. Auch jetzt möchte ich unbedingt noch mein Spanisch aufbessern, bevor es losgeht. Einen Tipp für einen Spanischlehrer habe ich bereits bekommen. Schauen wir mal, ob das was wird.

Ich habe in den letzten Jahren viel Italienisch gesprochen, was jetzt nicht hilfreich ist. Da ich die beiden Sprachen gerne mische, und es manchmal nicht mal merke. Zuerst habe ich Spanisch gelernt, das musste dann dem Italienisch weichen und jetzt muss Italienisch wieder etwas in den Hintergrund, damit mein Spanisch wieder rauskommt. Ist ja nicht so, als ob ich es nie gelernt hätte. Ok, nicht so, dass ich es fliessend konnte, aber ich konnte mich wenigstens ein wenig unterhalten. Mit Hilfe von Händen und Füssen, aber es hat funktioniert. Das soll jetzt auch wieder der Fall sein und in Costa Rica versuche ich so gut als möglich dranzubleiben.

Ich werde voraussichtlich privat eine Unterkunft bekommen, zumindest am Anfang. Und dort wird gar kein Englisch gesprochen.

Die Mentalität kenne ich nicht wirklich. Pura Vida soll ja nicht nur «so daher gesagt» sein bei ihnen, sondern soll eine Lebenseinstellung sein. Darauf freue ich mich. Aber es wird mit Sicherheit auch eine Herausforderung. Wie gesagt, ich bin in der Schweiz aufgewachsen und lebe ja doch schon ein paar Jahre hier. Auch wenn ich oft gereist bin, in verschiedenen Kulturen, wird es mich in gewissen Dingen bestimmt viele Nerven kosten. Dies kann ich mir zumindest gut vorstellen. Ich denke auch, dass es eine gewisse Eingewöhnungszeit braucht.

Ich war diese Woche in der Schweiz auf dem Amt. Ich habe am Morgen noch die Öffnungszeiten nachgeschaut, war dann 10 Minuten zu früh dort und stand schön brav in der Schlange. Drei Minuten bevor sie geöffnet haben, schauen ein paar Leute schon etwas nervös durch die Glastüre, ob sich etwas tut im Innern. Da musste ich schmunzeln und an Costa Rica denken. Ich kann mir vorstellen, dass ich dort schon mal länger warte und vielleicht sogar, ohne die Sachen erledigen zu können, wieder nach Hause fahre, um am nächsten Tag wieder mein Glück zu versuchen. Ob ich dann noch lächeln werde?

Lebenshaltungskosten

Wie ich gehört habe, ist Costa Rica auch was die Kosten betrifft, der Schweiz ähnlich. Ich kann es mir zwar nicht ganz vorstellen, denn die Löhne sind bestimmt nicht so hoch wie in der Schweiz. Ich bin gespannt, wie die Einheimischen mit den Kosten umgehen. Trotzdem habe ich jetzt schon mehrfach gehört, dass es eher teuer sein soll. Natürlich kommt es darauf an, wie ich leben will. Was ich brauchen werde und auf welchem Standard ich generell leben möchte. Wenn es ein Haus in der Nähe vom Meer sein soll und dann noch mit Pool, kostet das schnell mal richtig viel Geld. Die Miete für eine Wohnung in San José kostet dann auch mal gern fast das Doppelte, als in anderen Bereichen. San José ist jetzt aber nicht unbedingt mein Ziel. Klar, ich werde bestimmt die ersten Tage dort verbringen, nach der langen Anreise. Aber anschliessend geht es ab zur nächsten Destination.

Was genaue Zahlen angeht, bleibe ich vorsichtig. Auf der Homepage **Tropenwanderer** (siehe Link oben) finden sich verschiedene Versionen, auch auf Region aufgeteilt. Ich habe mit Robert gesprochen, mein Kollege, der seit fünf Jahren in der Schweiz wohnt. Er meint, dass ein Lehrer, je nachdem wie lange er studiert hat, auch über $ 10'000.00 pro Monat verdienen kann. Was doch überdurchschnittlich hoch sein würde. Solch ein Beispiel habe ich jetzt noch nirgends online gefunden. Aber es zeigt mir, dass man vor Ort und wenn man mit den Leuten spricht, die aktuellen Informationen erhält.

Was ich spannend und auch beruhigend finde, ist, dass Costa Rica anscheinend ein richtig gutes und bezahlbares Gesundheitssystem haben. Das Versicherungssystem «Caja» wird dabei hauptsächlich aus einer geringen, monatlichen Gebühr bezahlt, die jeder Einwohner, abhängig vom Einkommen, entrichten muss. Wenn jemand jedoch zu einem Arzt oder Krankenhaus geht, das nicht zum Caja System gehört, ist es trotz Versicherung üblich, den Arzt im Vorherein zu bezahlen. Ich gönne mir den Luxus für meine Reise: Eine extra Reiseversicherung. Sollte ich mich in Costa Rica niederlassen, schaue ich mich mal um, was für mich passend ist.

Alles mitnehmen oder
nur mit dem Rucksack weg?

Ich werde jetzt einmal für zwei Monate reisen. Deshalb ist diese Frage für mich im Moment zweitranging. Natürlich habe ich mich bereits damit auseinandergesetzt. In verschiedenen Chats habe ich davon gelesen, dass ich einen Container mieten kann, um meine Sachen nach Costa Rica verschiffen zu lassen.

Meiner Meinung nach muss man schon sehr an seinen Dingen hängen, um alles mitnehmen zu wollen. Ansonsten ist es eher angebracht seine Koffer mit dem Wichtigsten zu füllen und den Rest hier zu lassen. Klar, es ist viel Aufwand, alles zu kaufen oder zu verschenken, aber meiner Erfahrung nach, kann das auch ein sehr befreiendes Gefühl sein. Ballast loswerden und dann in der neuen Heimat schauen, was man dort wirklich braucht. Natürlich nehme ich meine Gitarre mit, keine Frage. Sonst versuche ich möglichst viel loszuwerden. Der beste Fall für mich ist natürlich, wenn ich meine Wohnung, inklusive Inhalte gleich weitergeben könnte.

Letzte Vorbereitungen

So, der Flug ist endlich gebucht. Ich habe dies über **Momondo** gemacht. Es ist kein Reisebüro, aber es vergleicht die Preise für dich und leitet dich dann auf die gewünschte Seite weiter. Für mich hat das super geklappt. Jetzt habe ich also meine Reisedaten, subi. Auch meine ersten Spanischlektionen habe ich bereits hinter mir. Ich spreche ja bereits ein wenig Spanisch, aber was ich definitiv nicht gewusst habe, ist, dass man in Costa Rica den Ausdruck «Usted» sehr oft gebraucht. Ich habe ursprünglich gelernt, dass «Usted» die Höflichkeitsform ist, und dachte mir, naja die werde ich wohl nicht so oft brauchen. Aber anscheinend gebraucht man das auch für Kinder und unter Kollegen. Wird also sehr oft verwendet, gut zu wissen.

Wie bereits erwähnt, habe ich das Glück, dass mir mein Kollege Robert einen Lehrer aus Costa Rica empfohlen hat, er heisst Alexander. Er ist Lehrer in Costa Rica und hat auch schon ein paar Bücher über die spanische Grammatik geschrieben. Wir haben bereits abgemacht, dass wir gemeinsam den Vulkan «Poás» besteigen werden. Dieser ist in der Nähe von San José. Vielleicht dann sogar auch noch andere Plätze. Ist natürlich toll, quasi einen persönlichen Guide zu haben, der auch noch alles kennt und die Sprache perfekt beherrscht. Auch hat er mir angeboten, dass wenn ich irgendwelche Probleme habe, ich mich bei ihm melden kann. Alexander kennt auch noch jemanden der als Überfahrer tätig ist in der Region von San José. Er bezeichnet ihn quasi als seinen

«Sohn». Ich habe auch schon jemanden, der mich vom Flughafen abholen wird und mich in meine erste Unterkunft in Costa Rica bringen wird. Und zwar jemanden, dem er vertraut und bei dem ich weiss, dass ich mir keine grossen Gedanken machen muss. Das gibt mir auch gleich ein gutes Gefühl. Nach so einem langen Flug werde ich sicher müde sein. Meine erste Unterkunft habe ich über Airbnb gebucht. Ein privates Zimmer mit privatem Badezimmer. Es wird privat betrieben und hat insgesamt sechs Zimmer mit Gemeinschaftsküche und Aufenthaltsraum. Ich freue mich und hoffe ein paar tolle Leute kennenzulernen.

Der nächste Schritt ist, mich für die Reise auszurüsten. Natürlich möchte ich mit möglichst wenig Gepäck anreisen. Was aber gar nicht so einfach ist, da ich ja doch zwei Monate dortbleiben werde. Ich reise während der Regenzeit, auch nochmals eine andere Ausgangslage als «einfach» im Sommer dorthin zu gehen. Ich verpasse zwar zwei schöne Monate in der Schweiz. Aber es ist bestimmt auch nicht schlecht, das Land im «Winter» kennenzulernen, gehört ja auch dazu. Natürlich kann ich alles was ich brauche, auch dort kaufen. Da ich eine private Unterkunft habe in Manuel Antonio, habe ich mich entschlossen mit einem grossen Koffer anzureisen. Diesen werde ich dort im Haus lassen und für meine kürzeren Trips packe ich einfach noch einen Rucksack ein. Die Gitarre bleibt im Moment noch zu Hause. Übrigens habe ich mich entschieden, mich im Moment nicht abzumelden von der Schweiz. Das mache ich erst, wenn ich weiss, wo ich die nächsten paar Jahre bleiben werde. Wenn es ums Geld geht, ist das vielleicht nicht die richtige Entscheidung, aber für jetzt scheint es mir einfacher zu sein.

Nun habe ich auch bereits eine erste kleine Abschiedsrunde gemacht in der Schweiz. Man weiss ja nie was passiert und es ist einfach auch immer schön, liebe Leute zu besuchen und eine gute Zeit zusammen zu verbringen.

<u>Homepage Momondo</u>

Meine ersten Tage in Costa Rica

So, Anreise hat super funktioniert. Ok, 12 Stunden sind etwas lang. Aber ich muss sagen, es ging doch besser als gedacht. Der Service an Board auch ein super. Am Flughafen in San José habe ich sogar noch einen Bekannten getroffen. Leider erst dort, wir waren nämlich im selben Flieger. Nach einer kurzen Wartezeit auf meinen Koffer, ging es dann Richtung Ausgang. Dort wartete, wie vereinbart, bereits mein Fahrer Rodrigo. Der Freund von meinem Spanischlehrer Alexander. Er hat mich auf direktem Weg ins Hostel gebracht. Dieses liegt wirklich sehr zentral. Es ist einfach, aber sauber. Das genügt mir fürs Erste.

Seit ich in Costa Rica angekommen bin regnet es sehr oft. Meine erste Anschaffung war also ein Regenschirm. An meinem Anreisetag habe ich dann auch nicht mehr viel gemacht. Ich habe etwas gegessen, ein Bier getrunken und bin ab ins Bett. War ein langer Tag, Costa Rica liegt ja acht Stunden hinter der Schweiz also war es schon mitten in der Nacht für ich, aber ich fühlte mich wohl so weit. Mein Fazit zu San José, es ist kalt, laut und teuer. Aber ich reise in der Regenzeit und San José ist eine Grossstadt, deswegen lasse ich mich nicht abschrecken. Ich bin aber sehr froh, dass ich mich mit Alexander getroffen habe, sonst wären fünf Tage dort definitiv zu lange gewesen. Am ersten Tag ist Alexander nach San José gekommen und wir haben ein paar Einkäufe zusammen erledigt und ein Museum besucht. Genau das Richtige für solches Wetter.

Am zweiten Tag bin ich dann nach Alajuela gefahren mit dem Bus. Dort wohnt Alexander. Er hat mir gesagt, es gäbe einen Direktbus von San José aus. Ihr könnt raten welchen Bus Olivia genommen hat. Natürlich nicht den direkten. Wir sind in ein Freibad gefahren, welches zum Campus gehört, wo Alexander arbeitet. Das Wetter hat nicht ganz mitgespielt, aber wenigstens hat es nicht mehr geregnet. Nach einem leckeren einheimischen Essen haben wir noch einen Spaziergang im Park gemacht. Anschliessend sind wir dann doch noch kurz ins Wasser gehüpft. Ich bin einfach eine Wasserratte. Das ist auch die Schule, an der ich einen kleinen Besuch machen durfte. Dabei lerne ich die Schüler von Alexander kennen, welche in der Ausbildung sind, um später selbst unterrichten zu können. Ich wurde gleich beschenkt mit Kuchen und Keksen. Ich war also sehr froh, dass ich etwas Schokolade aus der Schweiz mitgebracht habe für alle.

Am Abend sind wir zusammen mit einer Freundin von Alexander etwas in die Höhe gefahren in ein Restaurant mit wunderschöner Aussicht über San José, Alajuela und der Umgebung.

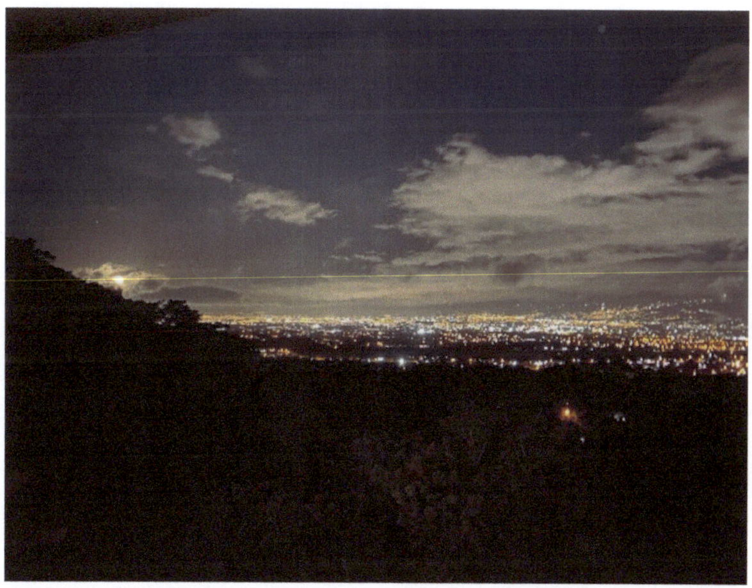

Am dritten Tag musste ich es dann ein wenig gemütlicher nehmen. Mein Magen spielte ein wenig verrückt. Ich denke es lag weniger am Essen, sondern mehr an meinen Nerven. Ich habe meine Kreditkarte verloren und war doch etwas unsicher, was mich in Manuel Antonio erwartet. Ich bin dann aber doch noch nach Alajuela gefahren, um mit Alexander an einem kleinen Fest teilzunehmen, mit Live-Musik. War lustig, aber ich musste früh wieder nach San José, da mein Magen nicht mehr wollte, und ich am nächsten Tag um 10.30 Uhr Richtung Quepos/Manuel Antonio weitergereist bin. Für den Vulkan hat es bei diesem Besuch nicht gereicht, ich war einfach zu müde. Die Zeitumstellung und das Klima waren doch etwas eine Umstellung für mich.

Trotzdem habe ich mich sehr gefreut auf Manuel Antonio. Dort wohne ich in einer Unterkunft von Robert. Also in seinem «Zimmer». Wie sich herausgestellt hat, ist es eigentlich das Wohnzimmer, einfach mit einem Bett in der Mitte. Es wohnen noch zwei Männer dort und es hat nicht wirklich Wände. Also es hat schon Wände, aber die Hälfte des Hauses ist offen und nur mit Gitterstäben eingezäunt. Es gab einmal ein Projekt, ein Restaurant zu eröffnen. Was soll ich sagen, das Restaurant gibt's nicht, aber die Gitterstäbe sind geblieben. Etwas schwierig zu erklären, aber wenn ihr mir auf YouTube folgt, wisst ihr ja genau was ich meine. Damit ihr euch aber ein wenig ein Bild machen könnt, folgende Szene: Ich war am Abend im Bett und hab das Licht ausgemacht. Dann kam einer der Männer zu mir und fragte mich, weshalb ich das gemacht hätte. Meine Antwort war: wegen den Moskitos. Er meinte nur, ja aber mit Licht siehst du wenigstens die Schlagen und Skorpione auf dem Fussboden. Das war ehrlich gesagt ein wenig ein Schock für mich. Also ich bin nicht mehr auf die Toilette gegangen in der Nacht.

Nach fünf Tagen habe ich dann eine erste kleine Reise gemacht nach Uvita. Das Dorf liegt direkt am Strand und ist zwei Busstunden von Manuel Antonio entfernt. Es hat mir wirklich sehr gut gefallen. Richtige Wände, ein Pool, ein eigenes Bad und eine Gemeinschaftsküche.

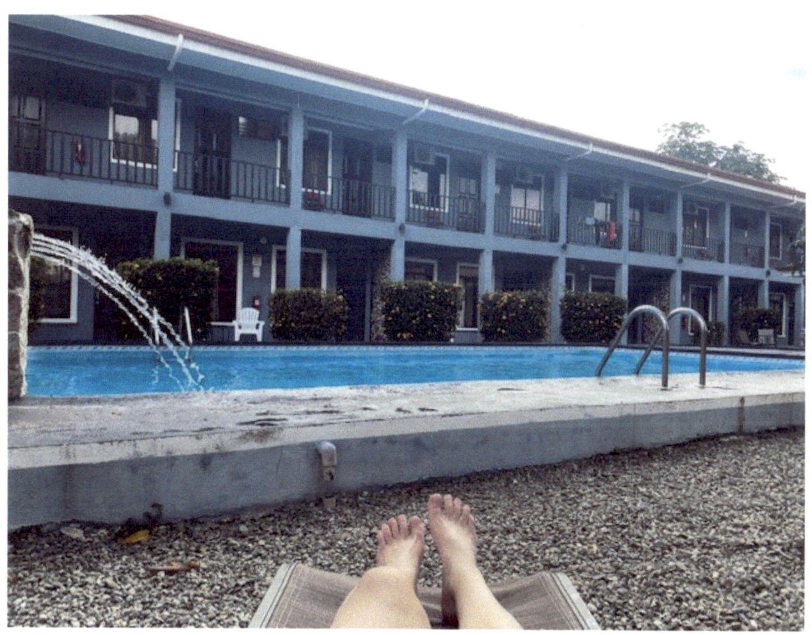

So lässt es sich schon etwas besser leben

Nach vier Tagen fuhr ich wieder nach Manuel Antonio, um von dort aus meine nächste Reise zu planen.

Das ist übrigens ein Nachbar von mir hier in Manuel Antonio. Schon süss, aber nicht das Einzige Tier, das man hier sieht. Wenn ihr wisst, was ich meine. Ich habe den Nationalpark quasi «vor» der Haustüre

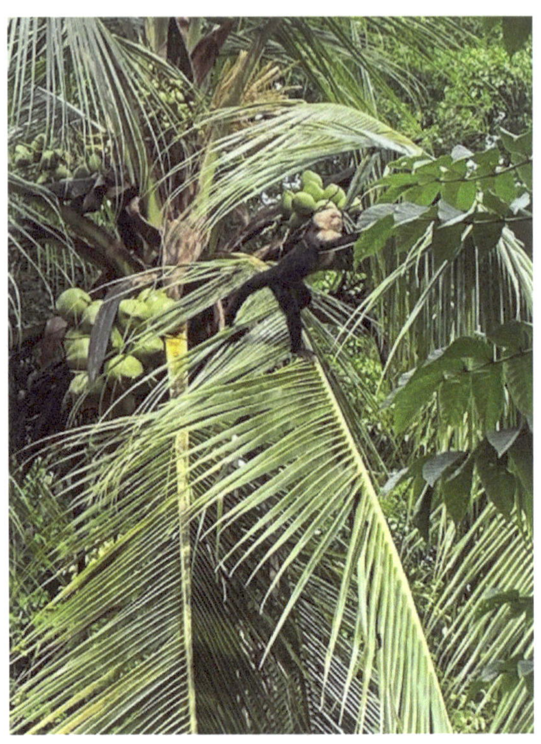

Ich bin sehr gespannt, was ich noch alles erleben darf auf meiner Reise. Es wird bestimmt ein «Auf und Ab» bleiben, aber hey, deshalb bin ich ja hier. Ich habe es aber bis jetzt noch nicht bereut, den Schritt gewagt zu haben. Einen Platz habe ich bisher gefunden, an dem ich es mir vorstellen könnte, länger zu bleiben. Oder dorthin zurückzukommen. Welchen verrate ich aber noch nicht 😊

Fortsetzung folgt...

9 798377 564973